Te $\frac{139}{69}$

# CONSIDÉRATIONS GÉNÉRALES

SUR

# LE PASSÉ, LE PRÉSENT ET L'AVENIR

DE LA

## MATIÈRE MÉDICALE.

TOULON. — IMP. ET LITH. D'E. AUREL, RUE DE L'ARSENAL, 13.

# CONSIDÉRATIONS GÉNÉRALES

SUR

# LE PASSÉ, LE PRÉSENT ET L'AVENIR

DE LA

## MATIÈRE MÉDICALE.

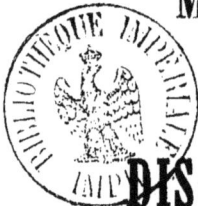

———

# DISCOURS D'OUVERTURE

DU

## COURS DE MATIÈRE MÉDICALE

**PRONONCÉ LE 7 JANVIER 1861**

Dans le Grand Amphithéâtre de l'Ecole de Médecine Navale
de Toulon,

PAR

## Le Docteur OLLIVIER,

MÉDECIN-PROFESSEUR DE LA MARINE,

Chevalier de l'Ordre impérial de la Légion d'honneur, — Membre de l'Ordre du Medjidié de Turquie, —
Décoré de la médaille de la Valeur militaire de Sardaigne, etc.

1861

M DCCC LXI.

MESSIEURS,

La branche la plus importante du domaine des Sciences médicales est, sans contredit, la *Thérapeutique.*

La Thérapeutique est en effet l'art de traiter les maladies, but final de nos laborieux efforts. Elle exige, par conséquent, la connaissance de tous les moyens qui sont capables de ramener à leur état normal les organes et les fonctions lésés, de tous les moyens qui peuvent, en un mot, arrêter ou détruire ces déviations des actes physiologiques qui constituent ce que l'on appelle la Maladie.

La Thérapeutique prend ces moyens, pour les utiliser, dans trois autres branches des sciences médicales, à savoir : l'Hygiène, la Chirurgie, la Matière médicale.

1° *L'Hygiène* met à la disposition du médecin, au point de vue de la Thérapeutique proprement dite, des agents d'une haute puissance qui, bien souvent, prêtent aux autres séries de moyens curateurs, dont elle dispose, un appui sans lequel leurs propres efforts ne sauraient aboutir, ou qui encore peuvent guérir par leur seule influence, alors surtout que l'on a vainement lutté avec l'aide de tous les autres.

Notre Ecole ne possède pas de chaire d'hygiène générale, mais elle a été récemment dotée d'un cours d'hygiène navale confié, vous le savez, à un éloquent interprète. Il n'y aura donc à prendre, en ce qui nous concerne, à l'arsenal de l'hygiène, que celles de ses ressources qui se rattachent le plus directement au traitement des maladies, et qui constituent cette *Hygiène thérapeutique*, délaissée pendant bien des siècles, après avoir fourni de si beaux résultats aux médecins de l'antiquité, reprise un moment au commencement de celui-ci, et qui vient de trouver un vulgarisateur érudit dans le professeur Ribes de Montpellier.

2° La *Chirurgie*, qui brille ici d'un si vif éclat dans les mains habiles qui sont chargées de son enseignement, pratiquement au lit du malade, pratiquement encore et théoriquement sur la table de l'amphithéâtre, la chirurgie, dis-je, constitue la plus séduisante des branches de l'art de guérir. Elle ramène, sous l'œil même de l'élève, le calme au milieu de l'orage, en retranchant des parties, qui formant des foyers d'infection, des sources d'épuisantes douleurs, compromettent la vie elle-même ; elle va atteindre dans la profondeur des tissus, se jouant pour ainsi dire des plus grandes difficultés, le vaisseau dont la lésion menace plus directement l'existence du malade ; elle fait plus encore, et c'est là sûrement son plus beau titre de gloire : sous le nom de *Chirurgie conservatrice*, elle guérit souvent sans détruire. Vous avez pu voir, il y a quelques jours à peine, dans la clinique chirurgicale de cet hôpital, les magnifiques résultats de cette chirurgie, obtenus sur quelques-uns de nos braves soldats de *Magenta* et de *Solférino*.

Mais nous n'aurons à apprécier nous-même, que les effets de certains agents qu'emploie la chirurgie, le calorique et les caustiques entr'autres, qui figurent dans l'une des médications importantes de la Thérapeutique.

3° *La Matière médicale*, à son tour, est cette branche de la science de l'homme, qui étudie les médicaments proprement dits, dans leur origine et leur provenance, dans leurs propriétés physiques et chimiques, dans leurs sophistications et altérations, dans les préparations pharmaceutiques auxquelles ils se prêtent, dans leurs doses, dans les voies d'introduction à choisir de préférence pour les faire pénétrer dans l'organisme et assurer ainsi leurs effets. La Thérapeutique vient la compléter par l'étude de ces mêmes effets sur les divers systèmes et appareils organiques, dont les fonctions normales vous sont enseignées avec tant de clarté par l'un de nos distingués collègues. La Thérapeutique complète encore la Matière médicale par l'examen des indications que les médicaments remplissent, indications vers lesquelles vous conduit pratiquement chaque jour la clinique médicale savante de cette Ecole, et auxquelles vous prépare, pendant le semestre d'été, le cours si érudit de pathologie interne.

*Matière médicale et Thérapeutique :* Telle est, Messieurs, la section de la médecine que nous devons étudier ensemble. Nous insisterons spécialement sur tout ce qui se rattache aux applications des agents de la Pharmacologie à l'art de guérir; et nous ne ferons qu'esquisser à grands traits, au contraire, tout en nous efforçant d'être complet, ce qui se rapporte à leur histoire naturelle, à leurs propriétés physiques et chimiques; car, notre Ecole posséde des cours spéciaux de physique, de chimie, de botanique et minéralogie, savamment professés, où ces sciences sont longuement développées, et dans leur autonomie, et dans leurs applications à la médecine.

Maintenant que nous avons limité, en quelques mots, le champ des études qui nous incombent, il me paraît utile, avant d'en aborder les détails, de présenter quelques considérations générales sur leur passé, de dire quel est leur présent et d'indiquer, dans la sphère de nos modestes opinions, quel peut être leur avenir. Nous allons en un mot, Messieurs, consacrer cette première conférence à un rapide coup d'œil historique de la science des moyens de guérir.

Quoique l'appréciation que nous allons donner des choses et des hommes en Matière médicale, nous soit aussi personnelle que le comporte un pareil sujet, il a fallu faire le dépouillement des plus volumineux ouvrages pour en extraire et juger ensuite ce qui concerne notre enseignement. Aussi avons-nous jeté nos impressions sur le papier, peu certain que notre mémoire, à cette heure solennelle de notre premier pas dans la carrière si difficile du professorat, pût les rendre aussi fidèlement que nous les avions conçues, dans le calme et le silence du cabinet. Je vais vous entretenir seulement, je le répète, de ce qui se rapporte à la Pharmacologie et à la Thérapeutique ; et si vous voulez une étude complète des Doctrines médicales, adressez-vous aux livres de Broussais, de Sprengel, de Dezeimeris, de Renouard et à celui que vient de publier M. le premier médecin en chef de la marine, Delioux de Savignac, professeur de clinique interne de cette école.

La Thérapeutique et la Matière médicale ont commencé, Messieurs, avec l'humanité, s'il est possible toutefois de donner ce nom scientifique et précis au Code de préceptes, résultat d'observations journalières, transmis par tradition et dont les chefs des peuplades furent les dépositaires, dans les premiers temps du monde.

Dans ce Code, incohérent assemblage de formules imparfaites, le plus souvent bizarres, on ne trouve en effet rien de précis et de scientifique, parce que si la médecine doit naître avec les premières souffrances de l'homme, il n'y a pas encore de ces hommes voués spécialement au difficile et pénible devoir de combattre les maux de leurs semblables; il n'y a pas encore de médecins.

Plus tard, soit parce que les influences célestes (ce que les Grecs nomment ultérieurement το θειον et les latins *quid divinum*) sont invoquées pour expliquer le développement des maladies, soit parce que, pour cette raison même, la science est encore l'apanage exclusif des prêtres, ceux-ci sont prêtres et médecins à la fois. A cette époque, on apporte les malades dans les temples, et quand un remède a guéri, on l'inscrit sur les murailles du sanctuaire pour transmettre les bienfaits de son efficacité aux générations futures. Il va sans dire que son administration s'accompagne de conjurations et de prières, et c'est surtout à ces dernières que revient la plus grande part de guérison, dans ces jours de crédulité ignorante.

Il paraît cependant que dans ces temps antiques, la médecine était en très-grand honneur. Nous venons de voir que les prêtres, les premiers à côté des rois dans la hiérarchie sociale, la monopolisaient en quelque sorte. C'est alors que l'on voit un Souverain, l'empereur chinois Chin-Noung (laboureur divin), le même qui inventa la charrue et enseigna l'agriculture, écrire le premier livre de médecine, 3,000 ans avant l'ère chrétienne.

La thérapeutique de ces époques et de celles qui s'en rapprochent, impuissante, superstitieuse, barbare, ne doit pas nous arrêter plus longtemps. Citons pourtant les Asclépiades, famille sacerdotale consacrée au culte d'Esculape, qui tout en mettant en usage les pratiques superstitieuses de leurs devanciers et de leurs contemporains, surent prescrire, souvent avec tact, l'emploi des agents de l'hygiène (bains, eaux minérales) et ceux de la pharmacologie, tels que les vomitifs et les purgatifs, sans tenir compte toutefois de leurs effets sur l'organisme, et se bornant à signaler ceux qu'ils pouvaient exercer sur les phénomènes morbides.

Ce n'est qu'à partir d'*Hippocrate*, Messieurs, que la Matière médicale prend un caractère scientifique. Le divin vieillard fait jouer un grand rôle, il est vrai, dans le traitement des maladies, à l'hygiène en général et au régime en particulier, mais il n'en connaît pas moins de nombreux médicaments. Combattant les idées absurdes et superstitieuses de ses devanciers, il prend pour base l'observation philosophique, et il sait étudier les agents de la pharmacologie au point de vue de leur action physiologique, dont il déduit les effets thérapeutiques. Il faut le dire, néanmoins, le cercle de ses connaissances est fort borné encore à cet égard et l'on peut diviser en quatre séries seulement les substances médicamenteuses employées par lui : 1° les vomitifs, simples et imparfaits ; car l'alchimie et la découverte du Nouveau-Monde ne viennent que deux mille ans plus tard en accroître et en enrichir le répertoire ; 2° les purgatifs, auxquels s'appliquent les mêmes considérations ; 3° les narcotiques, et 4° enfin quelques spécifiques (mot que nous apprécierons ensemble bientôt) et nous avons ici la rouille de fer contre la stérilité et l'impuissance, le mille-feuilles, fameux vulnéraire de l'époque, l'armoise, emménagogue conservé dans les pharmacopées modernes, etc.

On s'explique d'ailleurs cette pauvreté pharmacologique] dans le Vitalisme essentiellement expectant d'Hippocrate, que je ne dois juger, comme je vais le faire pour les autres doctrines, qu'au point de vue de la Matière médicale. Eh bien ! disons-le sans hésitation, il faut admirer, à ce point de vue même, cette observation étonnante, frappée au coin de ce génie antique, qui du premier jet allait au fond des choses par la seule contemplation des phénomènes extérieurs.

*L'Ecole d'Alexandrie* suit les idées transmises par Hippocrate, et elle les enrichit des connaissances, nombreuses déjà, que les progrès des siècles avaient permis d'amasser. C'est là une des plus belles époques pour l'Histoire naturelle médicale.

A peine ébauchée à l'avènement d'Aristote, cette science ne prend rang parmi les autres que sous la main de ce puissant génie. Aristote rassemble, en effet, le premier, les produits des trois règnes de la nature, et il insiste principalement sur ceux qui appartiennent au règne animal. D'autre part, l'un de ses disciples les plus renommés, Théophraste, s'occupe de préférence de ceux qui sont fournis par le règne végétal, et ne se bornant plus seulement à l'étude de leur histoire naturelle, comme l'avait fait son illustre maître, il met une sorte de prédilection à s'occuper de leurs applications thérapeutiques et il dote ainsi la science de cinq cents plantes médicinales.

Plus tard, les Ptolémées enrichissent l'Ecole d'Alexandrie de collections considérables que coordonnent les savants qui honoraient leur dynastie, et c'est à dater de cette époque que l'arsenal de la Matière médicale prend de grandes proportions. C'est alors aussi que se dessinent les premiers linéaments de la *Polypharmacie*, que Galien devait combattre après avoir contribué à élargir son domaine, que près de nous Bacon taxait du titre de produit de l'ignorance, qu'ont attaquée avec la plus grande énergie les Hoffmann, les Dehaën, les Stoll, les Zimmermann, et que n'a point ménagée, dans ces derniers mois, le professeur Forget de Strasbourg, dans un vigoureux chapitre de son nouveau livre.

L'engouement, parmi les disciples de l'Ecole d'Alexandrie, s'exalte surtout pour les produits exotiques, conformément à l'adage vulgaire : conte bien qui vient de loin, et les préparations composées se partagent avec eux toutes les faveurs.

L'enthousiasme professé alors pour la Thériaque, le Diascordium, le Mithridate, s'explique d'ailleurs quand on songe aux idées nosogéniques de l'époque. On supposait alors, (et des esprits enclins !à remonter aisément à l'origine des doctrines pourraient voir là peut-être l'ébauche première de la théorie des Éléments morbides), on supposait, dis-je, qu'une maladie était le produit de plusieurs altérations à la fois, que jamais il n'y avait localisation du trouble pathologique dans un seul organe, dans une fonction isolée, et que par suite chacun des médicaments contenus dans les composés, que je viens de citer, agissait électivement sur l'un de ces états. C'est ainsi que s'expliquent les dénominations de Céleste, de Saint, d'Universel, qu'on se plaisait à leur donner.

L'occasion se présentera, Messieurs, dans le cours de nos conférences, de juger ces composés bizarres, conservés dans nos formulaires, et nous pourrons voir alors que si ces assemblages semblent informes au premier abord et préparés au rebours du bon sens, ils n'en rendent pas moins d'incontestables services aujourd'hui encore dans la pratique.

Au moment où parait *Dioscoride*, le nombre des substances médicinales est devenu si considérable que l'esprit s'égare quand il faut les retenir. Lorsque les richesses d'une science se sont accumulées, un fil d'Ariane est nécessaire pour se conduire plus sûrement dans ce labyrinthe, et c'est alors que le besoin d'une classification se fait le plus vivement sentir. Déjà, avant Dioscoride, des essais avaient été entrepris dans cette voie, essais incomplets et avortés, car ce n'est que dans ses propres mains que la catégorisation pharmacologique commence à prendre un caractère scientifique. Mais Dioscoride ne se borne point à classer les richesses qu'il trouve acquises : il sait encore les décrire mieux que ne l'ont fait ses devanciers ; il élucide principalement tout ce qui se rapporte aux médicaments tirés du règne minéral ; il fait plus encore : il dote la thérapeutique de plusieurs substances nouvelles telles que les sulfures d'arsenic et d'antimoine, il découvre les vertus médicinales du plus grand nombre des plantes. Ce sont ces titres nombreux à la reconnaissauce des médecins qui ont valu à Dioscoride le nom si bien mérité de père de la Matière médicale.

Vers la même époque, la Thérapeutique commence à s'asseoir sur quelques principes rigoureux. Les successeurs d'Hippocrate avaient professé qu' il y a toujours antagonisme entre les causes des maladies et les propriétés actives des remèdes destinés à les combattre. Aussi voit-on exalter à l'envi l'aphorisme : *contraria contrariis opponenda*. Toutefois les attaques, dont il avait été l'objet dès le début de sa vulgarisation, suspendues un moment, ne tardent pas à se réveiller. Pour que cet aphorisme put recevoir, en effet, une application rigoureuse, il fallait, et c'est encore là un des desiderata de la science de l'homme, il fallait découvrir la cause essentielle de chaque maladie ou la lésion première qui la constitue , il fallait aussi déterminer le mode d'action et le dégré d'énergie des agents thérapeutiques. On ne peut se passer de ces connaissances, au point de vue du *contraria contrariis,* pour faire un choix exact dans l'application.

D'ailleurs on trouve, dans les œuvres d'Hippocrate, cet aveu significatif que l'aphorisme en question ne saurait être absolu, qu'un certain nombre d'affections morbides s'accommodent plus sûrement des Semblables, que d'autres enfin résistent aux Semblables et aux Contraires à la fois.

Appuyés sur une autorité si puissante, certains du reste que la nature intime des maladies et que leurs causes prochaines étaient et resteraient impénétrables, les *Empiriques* de l'Ecole d'Alexandrie s'acharnent contre l'aphorisme « *contraria contrariis opponenda.* » Convaincus qu'il sera toujours impossible de découvrir le rapport existant entre cette nature et ces causes des maladies, d'un côté, et l'action d'un médicament quelconque, de l'autre, ils proclament qu'il n'y a qu'une base rationnelle pour asseoir la thérapeutique, à savoir : l'expérience et l'observation. Comme conséquence de leur doctrine, ils frappent de proscription l'anatomie et la physiologie ; ils font bon marché même des sciences auxquelles la Pharmacologie doit la plupart de ses progrès, imprimant ainsi à toute la médecine une marche essentiellement rétrograde.

Nous aurons à nous occuper, Messieurs, dans l'une de nos prochaines leçons, à propos de l'action et des effets des médicaments, de l'Empirisme en général, et c'est ce qui nous autorise à glisser rapidement aujourd'hui sur celui des sectateurs de l'Ecole d'Alexandrie. Cependant il est permis de dire, dès à présent, que ce dernier a été renié par toutes les Ecoles, et qu'il fallait l'Homœopathie pour qu'il rencontrât une seule main amie. Mais dépouillé de son sens exclusif, fondé sur des bases réellement scientifiques, l'Empirisme constitue une méthode savamment professée au collége de France, la méthode Expérimentale, sur laquelle ont jeté et jettent le plus vif éclat, les Magendie, les Claude Bernard, et qui diffère à tous égards de l'Empirisme ancien ; en effet, au lieu de récuser l'intervention de la raison pour n'accepter que le fait brut, elle l'invoque hautement, et courbe ce dernier sous son joug rigoureux.

Le *Méthodisme,* dont Thémison, disciple d'Asclépiade, est considéré comme le fondateur, est pour ainsi dire, sinon l'antiphrase, tout au moins une sorte de contre-partie de l'Empirisme. Par ce seul fait même, il ne constitue qu'une hypothèse insoutenable que rien n'a jamais étayée.

Thémison admet que tous les tissus sont criblés de pores innombrables, qui relâchés ou resserrés au-delà des limites assignées à l'État hygide, laissent sourdre les matières qu'ils doivent retenir ou au contraire retiennent celles qu'ils sont chargés d'éliminer, de porter hors de l'économie. Ces deux états opposés, Τονόσ ou *strictum* pour le premier, Ατονια ou *laxum* pour le second, constituent une dichotomie morbide dont l'organisme ne se départirait point dans les atteintes pathologiques qu'il subit, en exceptant toutefois un état intermédiaire plus rare que les deux autres et que son nom caractérise suffisamment, le *mixtum.*

La simplicité commode de cette pauvre doctrine lui sert de sauf-conduit à travers quatre siècles. Des hommes éminents, Soranus et Thessalus, prêtent l'autorité de leur talent au Méthodisme. Ce dernier possède même assez de souplesse d'esprit pour plier sous son joug la Chirurgie elle-même ; aussi verra-t-on désormais les noms de Thémison et de Thessalus unis ensemble en tête de la doctrine du Méthodisme. On comprend aisément qu'avec elle l'aphorisme « *contraria contrariis opponenda* » doit être le seul vrai : les Emollients, à l'exclusion de tout autre substance, combattent les états morbides par *strictum* et les Toniques tous ceux qui sont dus au *laxum.* Cœlius Aurelianus est un des Méthodistes qui ont le plus fait pour promulguer cette thérapeutique.

Malgré les rudes coups que lui porta la Galénisme et l'isolement fait autour de lui par les Doctrines qui suivirent, le Méthodisme a laissé une empreinte assez profonde de son passage dans la science pour que l'on remarque encore ses traces dans des théories contemporaines, car vous l'avez reconnu, Messieurs, cette dichotomie pathologique et thérapeutique se devine sous un costume accommodé il est vrai aux époques, dans l'œuvre de Brown, dans le Physiologisme de Broussais, dans le Contro-stimulisme de l'Ecole Rasorienne.

Hippocrate avait fait jouer un rôle immense, dans la production des maladies, à quatre humeurs fondamentales et aux quatre propriétés dévolues à ces humeurs. Ses successeurs insistèrent sur cette doctrine et l'embrouillèrent même en l'exagérant.

Mais c'est à *Galien* que revient surtout l'honneur, par les perfectionnements qu'il sut lui donner, d'être considéré comme le fondateur de l'*Humorisme.* Galien admet, dans tous les corps de la nature, quatre propriétés premières : l'humide, le sec, le chaud, le froid, propriétés pouvant s'associer entre elles et se ralliant aux quatre éléments admis alors, à savoir :

Le sec et le chaud au feu,
Le sec et le froid à la terre,
Le chaud et l'humide à l'air,
L'humide et le froid à l'eau.

Les quatre humeurs cardinales, qui sont le sang, la bile, la pituite et l'atrabile, trouvent aussi leurs analogues dans ces mêmes propriétés primitives. C'est ainsi que :

Le sang correspond au chaud et humide et partant à l'air,

La pituite correspond au froid et humide et comme conséquence à l'eau,

La bile correspond au sec et chaud et par suite au feu,

L'atrabile, enfin, correspond au sec et froid et par déduction à la terre.

L'état hygide supposait le mélange exact de ces quatre humeurs et l'état morbide la prédominance de l'une d'elles ou leur altération. Un travail naturel, qui s'opère sous l'influence du principe conservateur de la vie, produit la coction de la matière morbifique d'abord, puis son expulsion, et celle-ci accomplie la maladie est jugée, etc., etc.

La physiologie thérapeutique de Galien s'appuie snr la théorie humorale des quatre propriétés fondamentales. C'est ainsi que, selon lui, une substance médicamenteuse peut développer deux ordres d'actions : action primitive, action consécutive.

L'action primitive obéit à une ou deux qualités qui dominent dans les médicaments : l'un échauffe parce que l'élément feu y domine ; l'autre rafraichit au contraire parce qn'il jouit d'un excès de froid ; celui-ci échauffe et rafraichit à la fois; celui-là enfin échauffe et humecte en même temps.

Cette action primitive, les médicaments l'exercent à des degrés divers, et pour ne prendre un exemple que dans ceux qui échauffent, nous voyons les uns la développer à l'extrême (les amers en particulier), les autres bien moins au contraire (les substances douces par exemple) ; les qualités des médicaments salés d'autre part tiennent à l'excès du feu et de la terre, c'est-à-dire, du sec et du chaud et du sec et du froid. Toujours dans la même série d'agents pharmacologiques, l'action qui les caractérise s'exerce ou vite (le feu) ou avec lenteur (pyrèthre, castoreum etc.) Dans la série opposée la glace refroidit subitement, la jusquiame et la mandragore au contraire refroidissent lentement.

L'action consécutive est très-variée aussi. Le relàchement et le resserrement des tissus organiques sont la suite des effets échauffants et raffraichissants. Il est des médicaments qui les durcissent ; il en est d'autres qui les ramollissent ; ceux-ci détergent les humeurs ; ceux-là les altèrent ; quelques-uns semblent favoriser la formation du pus ; les uns calment la douleur ; les autres agissent spécialement ou spécifiquement sur certains organes ou groupes d'organes (les diurétiques, les emménagogues par exemple etc., etc.)

Galien adopte l'aphorisme des Contraires, en pleine faveur de son temps, et il lui semblait qu'il ne pouvait faire autrement, la guérison consistant pour lui dans la restitution aux humeurs de la qualité en défaut ou dans la privation d'une qualité trop dominante en elles.

Pendant douze siècles consécutifs, les idées de Galien dominent la Médecine ; et, malgré les attaques auxquelles peuvent donner prise les idées humorales associées à l'action des qualités élémentaires, ces idées si fortement combattues, surtout au

XVI° siècle, vivent encore dans les Écoles, modifiées profondément il est vrai; c'est à elles que certaines pratiques exclusives, l'hydrothérapie entre autres, telle qu'elle est sortie du moins des mains de Priesnitz, doivent leur raison d'être.

Nous avons vu, Messieurs, que Dioscoride avait surtout attaché son nom à un certain nombre de substances chimiques, tout en révélant les secrets thérapeutiques d'un nombre plus considérable encore de plantes. La Matière médicale de l'illustre médecin de Pergame se circonscrivit au contraire dans les substances organiques (Musc, Castoreum, Rhubarbe, Tamarin, Gingembre, etc.) Aussi voyons-nous plus tard ceux, que l'on a appelés les *Galénistes*, laisser de côté et avec intention les préparations minérales, pour se borner à l'emploi de celles que le Maître avait prônées.

L'École, qui mérite d'être citée ensuite, est l'*École Arabiste*. Pendant que la science se submergeait en Europe dans les flots envahissants de la barbarie du Moyen-Age, et qu'en Occident les prières, les amulettes et les exorcismes remplaçaient les agents de la Thérapeutique, cette École interpréta les idées de Galien à un point de vue si particulier, quoiqu'elle en eût conservé l'essence, qu'il a paru à beaucoup d'auteurs qu'elle les avait combattues. Il est certain d'ailleurs que les Arabes multiplièrent les préparations minérales que repoussaient les Galénistes; mais ils ne réhabilitèrent pas seulement ces dernières : ils complétèrent encore leur œuvre en enrichissant la Pharmacologie d'un grand nombre de substances végétales, parmi lesquelles figurent la Casse, la Manne, les Sénés, etc., purgatifs qui remplacèrent avec avantage, dans une foule de cas, les Drastiques employés, avant eux, quelle que fût à peu près l'indication.

Au XI° siècle, les *Bénédictins* du Mont Cassin, auxquels doivent tant les lettres, les sciences et les arts, rendirent aux Écoles de médecine la vitalité qu'elles avaient perdue, en recueillant, coordonnant, commentant les épaves dispersées un peu partout du vaste naufrage des connaissances humaines. C'est l'époque où se fonde la fameuse École de Salerne; son enseignement élevé se répand et fait surgir de nouveaux centres, où on le conserve et le vulgarise. Mais c'est encore le Galénisme, à peine altéré par quelques mélanges de Doctrines nouvelles, celles des Arabes entre autres, qui domine la Thérapeutique.

C'est la théorie des corps élémentaires et des qualités primitives de Galien qui plus tard aussi sert de guide aux *Alchimistes*. Seulement, ceux-ci ajoutèrent à ces propriétés, toutes encore du domaine physique jusqu'alors, les trois notions idéales chimiques de mercure, soufre, sel, tous les corps de la nature étant pénétrés plus ou moins de ces éléments, le mercure étant partout, dans toutes les substances tant organiques qu'inorganiques : « *omnia metalla* (et l'on pourrait dire *corpora*) *ex argento vivo consistunt.* »

Je n'ai pas à examiner ici les idées des Alchimistes dans toutes les applications qu'ils en firent découler, idées bizarres, qui malgré leur extravagance exercèrent à un certain point de vue une influence heureuse sur la Matière médicale, car en tourmentant de mille et mille manières tous les corps connus alors, pour découvrir la pierre philosophale, la panacée universelle, en transformant les métaux vils en métaux nobles, ils trouvèrent des combinaisons nombreuses qui ont été plus tard de précieux et quelquefois de puissants médicaments.

On peut dire néanmoins, Messieurs, que ces idées elles-mêmes furent une des causes de la révolution médicale qui devait engloutir le Galénisme. L'ardent *Paracelse*, chimiste et médecin à la fois, porta à cette doctrine le premier , et on ne peut le dissimuler, l'un des plus rudes coups.

Paracelse parcourt toutes les Écoles de l'Europe; il rassemble tout ce qu'il croit bon chez les Arabes ; il s'attache plus spécialement à recueillir les remèdes obstinément proscrits par les médecins, et auxquels cependant le charlatanisme devait ses plus brillants succès, et il démontre leur efficacité par des expériences. C'est alors que les mains pleines, pour ainsi dire, il attaque le Galénisme par sa base, l'aphorisme des Contraires, auquel il oppose celui des Semblables. La tourbe des Galénistes s'acharne contre lui, car c'est un puissant ennemi contre lequel il paraît nécessaire de faire usage de toute arme : ne pouvant pas lutter, en effet, au point de vue du dogme scientifique, incapables de renverser le chef de doctrine, les Galénistes attaquent l'homme privé et le couvrent de boue et d'ignominie, honteux procédé auquel n'ont pu échapper de grands noms dans notre siècle même de civilisation. Et pourtant quand il succombe à peine âgé de 48 ans, épuisé par la lutte et brisé par la calomnie, Paracelse laisse tous ses biens aux pauvres, ne parvenant pas encore par cet acte de haute philanthropie à arrêter, après sa mort, le débordement des haines déchaînées contre lui.

Aujourd'hui que quatre siècles sont passés sur la tombe de ce fougueux apôtre de la science, il faut lui rendre la justice que méritent ses luttes et ses travaux. On peut reconnaitre, il me semble, que le mariage de ses principes avec les idées astrologiques était une déférence aux croyances de son époque, que ses idées d'astrologie et de cabale étaient une sorte de passe-port sans lequel sa doctrine eût été arrêtée dès les premiers pas, qu'elles étaient enfin de pures fictions immolées à la barbarie de son temps. Sachons reconnaître aussi combien sont profondes les traces qu'il a laissées dans la Thérapeutique : il suffit pour cela de citer les nombreuses préparations de mercure découvertes par lui, et que le premier il osa prescrire à l'intérieur contre la syphilis qui commençait à ravager le monde ; il suffit de citer encore les compositions d'arsenic, d'antimoine, de zinc, de fer, de plomb, d'alumine, les carbonates alcalins, les préparations d'opium, remèdes divers que nous employons tous les jours, sans penser que Paracelse lui-même a donné la première vogue à la plupart d'entre eux.

La Médecine venait d'être envahie par la Chimie avec Paracelse : la ruine du Galénisme était ainsi commencée. *Van-Helmont*, alchimiste lui aussi, s'approprie l'Archée, principe sous la dépendance duquel Paracelse plaçait déjà le sel, le soufre et le mercure, sachant tenir compte de cette manière de lois toutes spéciales auxquelles devaient obéir les phénomènes physico-chimiques qui s'accomplissent dans l'économie vivante ; et l'on voit ce fait remarquable, que la nouvelle Doctrine apprécie assez les phénomènes dynamiques et matériels de cette économie, pour qu'un peu plus tard elle soit, chose singulière, la source commune à laquelle l'École chimique pure emprunte ses ferments et l'École vitaliste son principe vital qu'elle calque sur l'Archée.

C'est François de Leboë, mieux connu sous le pseudonyme de *Sylvius*, qui le premier explique avec netteté, par les lois de la chimie, les fonctions de l'organisme. Basant ses théories sur un fond essentiellement humoral, il admet des états alcalins et acides des liquides animaux, leur acrimonie, leur fermentation, leur effervescence ; et sa Thérapeutique consiste à neutraliser ces divers états les uns par les autres, système entaché d'une absurdité répugnante, à cette époque de progrès et qui est l'une des phases de la grande période de l'histoire de la Médecine que M. Renouard appelle Réformatrice. L'éloquence seule de leur promoteur pouvait, en effet, faire prévaloir momentanément les idées chimiques dont je parle. Rendons cependant à Sylvius cette justice, qu'il sut étudier, mieux que ne l'avaient fait ses devanciers, les agents, fort mal administrés jusqu'alors, que la Matière médicale emprunte au règne inorganique. Ce mérite lui reste, malgré les attaques sarcastiques que *Guy-Patin* dirigea contre ces médicaments et qu'il étendit, dans sa verve de dénigrement, aux substances précieuses qu'avait données la découverte du Nouveau-Monde, c'est-à-dire les purgatifs, les vomitifs si variés et si efficaces, et l'héroïque quinquina lui-même. Parmi les médicaments minéraux, l'antimoine fut celui contre lequel Guy-Patin s'acharna avec le plus d'opiniâtreté, ouvrant l'arène où devaient lutter les partisans et les adversaires de ce métal, et où les premiers écrasèrent, plus tard, sous les roues « *currus triumphalis antimonii* » leurs opposants opiniâtres qui leur démontraient, de par la Faculté et le Parlement, que leur médecine avait fait plus de victimes que la peste d'Athènes et les guerres d'Alexandre.

A côté de la Chimie, désormais entrée dans le domaine de la Médecine, la Physique et la Mécanique ne pouvaient tarder à chercher leur place. Il y eut comme un compromis entre les partisans de l'une et ceux des deux autres ; car l'illustre *Boërhaave*, qui eut la gloire de régner sur l'Europe entière par le prestige de son génie, alors que les rois ne dominaient que dans la limite de leurs Etats, Boërhaave, le grand promoteur des théories mécaniques, sut les allier au chimisme de ses prédécesseurs et de ses contemporains. Mais, quoique de nos jours même, les traces du passage de ce grand homme ne soient pas effacées, cependant après sa mort, les doctrines humorales chimiques devinrent envahissantes, exerçant ainsi sur la Thérapeutique une influence qui rejaillit sur le Solidisme exclusif de quelques-uns.

Toutefois ces idées, quelque ingénieuses que fussent leur interprétation et les applications que l'on en faisait découler, ne purent satisfaire *Stahl*. Vous voyez, Messieurs, que je franchis de grands espaces pour ne pas trop prolonger notre marche au milieu des sujets importants, mais arides, que nous parcourons en ce moment. Se faisant de la nature humaine, comme de sa destinée, une idée assez élevée pour repousser en sa faveur une soumission aveugle aux lois qui régissent la matière inerte, Stahl soumit à l'âme elle-même tous les phénomènes organiques tant physiologiques que morbides. Au point de vue de la Thérapeutique, c'était là proclamer l'expectation avec plus de rigueur que ne le firent les adeptes de l'Hippocratisme. Le spiritualisme de Stahl frappa, par suite, la Matière médicale d'une sorte de proscription, et conformément à l'esprit mystique et nébuleux de nos voisins d'Outre-Rhin, il se répandit dans toute l'Allemagne, où il devait contribuer plus tard à l'éclosion de la doctrine de Hahnemann.

En France, le Sthalianisme rencontra peu de partisans. Ses adeptes y trouvèrent bientôt, cependant, une compensation dans le Vitalisme organique de *Bordeu* et dans le Vitalisme métaphysique de *Barthez*, que professe l'École de Montpellier et qui distingue l'âme du principe vital, sous l'impulsion duquel seulement s'accomplissent les phénomènes physiologiques et morbides de l'Économie vivante. Il y a encore cette différence, entre cette doctrine et le spiritualisme de Sthal, que celui-ci imprimait un mouvement rétrograde à la Matière médicale, tandis que l'autre, s'il ne la faisait point progresser peut-être, savait maintenir sa valeur réelle, et l'on sait que Barthez s'est montré supérieur comme thérapeutiste.

Ailleurs qu'en Allemagne et en France, dans tout le reste de l'Europe, la Médecine s'engagea dans la voie du Solidisme, auquel Frédéric Hoffmann prêta l'appui de sa logique, et que Cullen développa avec un incontestable talent, à l'Université d'Édimbourg. Cependant le règne du Solidisme pur fut éphémère, et c'est du centre même, où il était professé avec le plus d'éclat, que partit le premier coup qui devait l'atteindre.

En effet, un élève de Cullen, J. Brown, répudiant les idées solidistes et la thérapeutique de son maître, se retourne vers le Vitalisme, avec l'aide duquel il édifie bientôt une doctrine nouvelle.

Mais avant d'examiner, Messieurs, les théories écloses sous notre siècle, auquel appartient le Brownisme lui-même, disons, qu'à côté de ces médecins de cabinet, s'agitant dans un cercle d'idées spéculatives pour le malheur de la Thérapeutique,

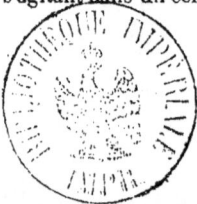

**2**

pratiquaient de sages et profonds observateurs, qui mettaient toute leur gloire à reprendre et à continuer l'œuvre d'Hippocrate. Sans doute, ils n'échappent point aux entraînements des doctrines ; ils ont aussi des théories qu'ils caressent, mais ils savent leur préférer les faits pratiques ; ils ne hasardent les explications qu'après avoir bien vu, et ils n'agissent que d'après les préceptes de l'expérience. C'est à cette phalange de médecins illustres, où brillent les Baillou, les Sydenham, les Huxham, les Baglivi, les Torti, etc., dont les noms seront éternellement inscrits dans le livre d'or de la Médecine, que l'on doit l'acquisition et l'histoire d'une foule de médicaments nouveaux, et la révision détaillée de tous les moyens thérapeutiques que nous ont légués les siècles qui précédèrent.

J'arrive à grands pas, Messieurs, aux Doctrines thérapeutiques contemporaines, parmi lesquelles se distinguent trois principales qui pénètrent encore, à des degrès divers, la génération médicale à laquelle nous appartenons. A ce titre seul, elles mériteraient déjà de nous arrêter quelques instants. Ces doctrines sont le Brownisme, le Physiologisme et le Contro-stimulisme.

Je viens de dire comment *Brown* se sépara de Cullen son maître. Il prend pour base de sa Doctrine la proposition suivante : « La vie ne s'entretient que par l'incitation ; elle n'est que le résultat de l'action des incitants sur l'incitabilité des organes. » Il établit deux principaux groupes d'affections morbides, suivant que dans l'économie l'incitation se trouve en plus ou en moins, nommant les premières Sthéniques et les autres Asthéniques, celles-ci étant plus fréquentes que celles-là dans l'énorme proportion de 97 sur 100. Il fait découler de cette dichotomie morbide, qui nous rappelle les errements des Méthodistes, deux grandes séries de Médicaments en rapport avec les États qu'ils doivent combattre ; et, comme les maladies par défaut d'incitation sont devenues les plus nombreuses, la Thérapeutique se renferme à peu près désormais dans l'emploi des stimulants.

Pendant que la nouvelle doctrine dominait en Angleterre, en Allemagne et en Italie, *Pinel*, dont les idées régnaient en France sans partage, l'empêchait de s'introduire dans notre pays, bien qu'il lui eût emprunté l'Adynamie, image de l'Asthénie, fond à peu près commun des Constitutions médicales de cette époque de grandes guerres et des calamités qu'elles entraînent toujours, Asthénie et Adynamie qui ralliaient dans le champ de la Thérapeutique les deux rivaux eux-mêmes, puisque les stimulants étaient les Médicaments par excellence pour chacun d'eux.

Mais ces agents précieux, dont notre Époque saisit à propos les indications, sans se soumettre à leur domination exclusive, devaient rapidement subir une proscription absolue. *Broussais*, en effet, lance bientôt dans le monde médical sa Doctrine physiologique.

Pour ce grand novateur, que la nature doua de si brillantes qualités et auquel je n'emprunte que ce qui rentre dans mon sujet, la Matière vivante ne possède qu'une seule propriété fondamentale, l'irritabilité , que met en jeu l'action des stimulants. Si cette action se renferme dans de justes limites, l'État hygide est maintenu; mais si elle est exagérée ou trop faible au contraire, la maladie se montre : trop faible, il y a débilité, asthénie; trop forte ( et contrairement à Brown c'est le cas le plus fréquent), il y aura irritation. Broussais localise les maladies quand même; pour lui, la muqueuse gastro-intestinale est le point de départ de tous les désordres morbides, et niant, ou à peu près, les affections générales, il n'admet que des troubles sympathiques plus ou moins nombreux, ayant le même point de départ, croyant expliquer ainsi ce consensus morbide de tous les appareils qui constitue l'état général en nosologie.

On ne peut nier, Messieurs, que par ses exagérations et même par ses erreurs, Broussais n'ait rendu de grands services à la Médecine, car en prenant l'Irritation pour drapeau et en portant la discussion sur le terrain de l'anatomie pathologique, il préparait le contrôle des défauts de sa doctrine, en même temps qu'il donnait un lien commun à toutes ces altérations pathologiques que l'École de Laënnec avait trop séparées. Mais son passage fut fatal à la Thérapeutique, laquelle se circonscrivit dès lors dans la diète, dans les émollients et les tempérants, dans les saignées et les sangsues.

Le physiologisme prit un rapide essor et il ne pouvait en être autrement : l'éloquence persuasive de Broussais, la facilité, la simplicité pratique de sa doctrine, assuraient d'avance sa diffusion. Pendant vingt ans, elle régna en France sans partage. La réaction, sourde et timide d'abord tant était grand le prestige du novateur, éleva peu à peu la voix. Le physiologisme, combattu par un puissant ennemi, l'expérimentation clinique, fut bientôt obligé de céder une partie du terrain sur lequel tout son édifice chancelait. Déjà même, il ne vivait plus que par des concessions, quand à la mort du maître il s'écroula en entier, quel que pût être d'ailleurs le talent de quelques-uns de ses adeptes.

On ne peut se dissimuler que l'un des vices les plus radicaux des doctrines de Brown et de Broussais gît surtout dans l'omission ou la négation de la *qualité* de la cause morbifique, ces deux novateurs, ainsi que le démontre, avec son inimitable langage dans sa leçon sur la Spécificité, M. le professeur Trousseau, ne s'étant attaché qu'à la *quantité* de l'élément morbigène. Or, nier ou omettre la spécificité dans les maladies, c'est amoindrir le domaine de la Matière médicale, qui nous fournit, comme nous allons le voir dans quelques instants, tant d'agents énergiques s'adressant surtout aux expressions morbides que la spécificité tient sous sa dépendance.

Le *Contro-stimulisme*, que Broussais se plaisait à dénommer le Brownisme d'Italie, a pour base, en effet, des idées théoriques, qui se retrouvent, à la fois, dans cette doctrine et dans le physiologisme lui-même.

L'École italienne admet une diathèse sthénique et une diathèse asthénique, mais comme Broussais, et contrairement à Brown, elle considère l'indication des débilitants, qu'elle nomme contro-stimulants avec Rasori et hyposthénisants avec Giacomini, comme étant de beaucoup plus fréquente que celle des stimulants. C'est à peu près le fond du Brownisme avec la thérapeutique du physiologisme ; il y a cette différence cependant, et elle est immense eu égard aux effets consécutifs de ces médicaments, c'est que les Broussaisistes emploient les antiphlogistiques et les autres les contro-stimulants.

Nous reviendrons plus tard, Messieurs, sur la théorie du Rasorisme, quand nous étudierons la médication contro-stimulante, et alors l'occasion se présentera de développer ce que je ne puis que mentionner dans les généralités de cette première conférence. Disons seulement, aujourd'hui, qu'on avait remarqué déjà depuis longtemps (et les théories exclusives et un moment dominatrices de Brown et de Broussais, le solidisme exagéré de Pinel, l'avaient fait oublier), on avait remarqué, disons-nous, que la plupart des agents énergiques de la Matière médicale produisaient des effets divers et souvent opposés. Ces faits ont servi de base à la doctrine Italienne. Un certain nombre de médicaments déterminent primitivement une grande stimulation ; une période contraire d'asthénie succède bientôt à cet état, et enfin sous l'influence du principe conservateur de la vie, car le Contro-stimulisme vous le savez est essentiellement vitaliste, l'organisme réagit plus ou moins franchement, etc. etc. Selon que prédomine l'un de ces effets divers, le médicament était considéré comme stimulant ou comme sédatif ; stimulants, hypersthénisants, ou sédatifs, contro-stimulants dans la nouvelle École : tel est le dichotomisme thérapeutique qui découle encore des deux diathèses opposées, admises, de stimulus et de contro-stimulus.

Certainement avant la divulgation de la doctrine Italienne, on connaissait les effets sédatifs ou contro-stimulants des hautes doses de nitrate de potasse, ceux des carbonates alcalins, de la digitale, des doses élevées des antimoniaux, mais c'est à ses sectateurs, il faut le reconnaître, que revient l'honneur d'avoir précisé et étendu ces explications. Les Italiens ont appris, en outre, qu'on avait exagéré l'action topique, physico-chimique des médicaments, et que c'est leur action générale, dynamique, consécutive à l'absorption, qui est surtout importante en thérapeutique. Ils ont démontré combien étaient illusoires les propriétés irritantes d'un grand nombre de substances, repoussées à ce titre, et qu'ils n'ont pas craint pour leur part de donner à très-haute dose. Ils ont fait connaître cette tolérance, souvent exagérée, mais vraie quelquefois, de l'économie vivante pour ces mêmes doses élevées, et ils ont prouvé que certains médicaments exerçaient une action toute différente de celle qu'on leur supposait. Les Italiens ont fait plus encore : en élucidant ces divers points de thérapeutique, ils ont amené une heureuse réaction en Toxicologie en battant en brèche le traitement exclusivement antiphlogistique du plus grand nombre des empoisonnements.

Tels sont les services rendus par le Contro-stimulisme. Mais comme le fait observer M. le 1er médecin en chef de la marine, Delioux de Savignac, dans son livre des *Principes de la Doctrine et de la Méthode en médecine* : « *Pour courber tous les faits thérapeutiques sous la double loi du stimulus et du contro-stimulus, les réformateurs italiens ont dénié à la physique et à la chimie le pouvoir de rien expliquer dans l'action dynamique des médicaments ; ils font exception pour l'action et les effets topiques, qu'ils qualifient avec une certaine complaisance de physico-chimiques, quoique parmi les effets locaux il y en ait d'aussi essentiellement vitaux que les effets dynamiques les plus inexplicables.* » Tels sont en effet : la diminution de la sensibilité, l'engourdissement, la paralysie, sous l'influence des applications locales d'opium et d'acide cyanhydrique, et les phénomènes tout opposés de picotements, de contractures, de fourmillements, produits par les strychnés.

J'arrive, Messieurs, à l'époque où nous vivons; et, ici se présente cette question difficile et délicate, sur laquelle nous reviendrons en détail dans l'étude particulière de chaque médicament, question que j'ai à peine le temps de présenter aujourd'hui dans ses généralités, à savoir : Quel est l'état actuel de la Matière médicale, quelle est la marche où doit s'engager cette science?

Il me semble que la récente et fameuse discussion sur le perchlorure de fer, soulevée ces mois derniers au sein de l'Académie de médecine, reflète assez bien la tendance des esprits, de nos jours, sur l'histoire des médicaments. Ce sont toujours les mêmes doctrines, dont nous venons de faire l'histoire rapide, avec les acquisitions toutefois des progrès des siècles. C'est toujours le problème, perpétuellement posé et jamais résolu, du rapport de l'économie souffrante avec l'activité de la substance médicamenteuse. On voit les mêmes idées, inscrites sur les mêmes drapeaux, et il n'y a de changé que leurs promoteurs. C'est encore le Vitalisme, un peu indécis il faut le dire dans cette circonstance, quoique soutenu par la parole éloquente de M. le professeur Trousseau; c'est d'autre part l'Iatrochimie, brillante sous la dialectique serrée, mais un peu vive et tranchante, de M. Poggiale du Val-de-Grâce.

Il est consolant de remarquer cependant, et à la rigueur on pourrait ne rien demander de plus, que ces doctrines, malgré leurs répugnances théoriques,

savent se rencontrer sur le terrain pratique de la Thérapeutique. Vitalistes et Ma-
terialistes, organiciens et organo-vitalistes, ne diffèrent qu'au point de vue de
l'interprétation des effets des médicaments. Dans le champ exclusif des théories
même, les adversaires se rencontrent d'accord plus d'une fois, et M. Poggiale
n'a-t-il pas dit ceci du haut de la tribune de la rue des Saints-Pères : « L'existence
des êtres organisés, de l'homme, des animaux, des plantes, n'est qu'une suite
non interrompüe de réactions chimiques sous la dépendance de la vie. » *Sous la
dépendance de la vie*, vous l'entendez, Messieurs, et c'est un savant chimiste qui;
parle. Et quelques instants auparavant la même voix avait fait entendre ces
paroles : « Dans l'acte de la digestion, il faut tenir compte des phénomènes chimiques, mécaniques, et d'autres qui nous échappent. Et puis j'admets que tous ces
phénomènes sont dépendants de la vie. » Un vitaliste, tel qu'il doit être aujour-
d'hui, c'est-à-dire plein de déférence pour les phénomènes physico-chimiques,
qui complètent, avec le dynamisme vital, les fonctions de notre économie, un vitaliste, ne parlerait pas mieux que ne l'a fait M. Poggiale, dans les deux
passages de son discours, que je viens de citer.

Oui, Messieurs, il s'opère dans l'organisme animal des réactions chimiques ;
les médicaments, beaucoup d'entre eux du moins, en produisent aussi par leur
composition ou en provoquent, en entrant en conflit avec nos différentes humeurs,
et il en résulte des effets essentiellement médicateurs. Qui oserait nier les salu-
taires influences des substances alcalines, dans les états d'acescence des premières
voies par exemple ; qui nierait encore l'action lithontriptique de ces mêmes
préparations ? Mais par contre, une foule de médicaments se refusent aux interpré-
tations chimiques, et reconnaissons que leur mode d'action reste dans le domaine
des explications purement vitales. Et n'allez pas dire, avec M. Liébig, quelque
ingénieuse que soit l'interprétation, que l'opium est sédatif et hypnotique, parce
qu'il se combine avec la substance cérébrale, et que la strychnine détermine des
secousses tétaniques et guérit, par suite, les paralysies, parce qu'elle forme des
combinaisons avec le parenchyme de la moëlle épinière.

Oui, Messieurs, répétons-le avec un savant chimiste, l'un de nos plus distingués
confrères de l'armée, avec M. Poggiale, il s'accomplit dans notre économie des
phénomènes physiques et chimiques, mais il sont sous la dépendance de la vie
elle-même, et ils obéissent par suite à des lois spéciales.

Partant de ce fait, il me semble qu'une seule voie assurée s'ouvre, dans l'état
actuel de la science, devant la Matière médicale : c'est le double champ de l'expérimentation clinique et des expériences sur les animaux. C'est dire que pour la
Matière médicale, comme pour toutes les autres branches de la Médecine, il
faut résolûment adopter les errements de la méthode Expérimentale et d'Induction
glorifiée par le chancelier Bacon. Mais dans cette voie, la plus fertile à mon avis

en féconds résultats, il faut attendre, pour s'élever aux généralisations induc-
tives, qu'un nombre considérable de faits recueillis puissent nous le permettre.
Dans l'activité fébrile qui dévore notre siècle, l'impatience de produire vite rélè-
gue dans les ornières de la médiocrité des conceptions qui, lentement et patiem-
ments mûries, eussent éclairé les horizons de la science. Nous oublions que ces
glorieux monuments, dont les ruines elles-mêmes excitent encore notre admi-
ration, que ces cathédrales gothiques, dont les flèches élevées dominent les plus
gigantesques constructions de nos cités, ont été l'œuvre de plusieurs siècles et
qu'elles sont encore debout, parce que chacun a pour ainsi dire apporté sa pierre
à l'édifice. Rappelons-nous donc que la science n'est pas d'une époque seule,
d'un seul jour, qu'au contraire elle a commencé avec l'humanité et qu'elle doit
durer autant qu'elle. N'oublions pas non plus que les faits recueillis, quelle que
soit la valeur de chacun d'eux, n'ont pas dans ce sens même une signification
absolue, qu'il n'en est pas deux parmi eux tous qui se ressemblent exactement
et que, comme l'a dit Récamier, dont vous voyez le nom figurer sur cette table
commémorative, il n'y a pas de pleurésies, il n'y a que des pleurétiques. Dans
l'intérêt de la science dont nous cherchons à approfondir les secrets, nous devons
encore avoir en honneur de conserver religieusement les acquisitions du passé, et
de nous en servir comme d'un lien indispensable pour les relier à celles du présent et de l'avenir. Il ne faut pas faire comme ces novateurs prétentieux ou naïfs,
qui semblent croire que la science n'a commencé qu'avec eux, et dont, la plupart
du temps, les conceptions incomplètes s'évanouissent, dans une obscurité aussi
profonde, que leur éclosion fut bruyante.

Enfin, troisième et dernière question : Quel peut-être l'avenir de la Matière
médicale ?

Cet avenir est à notre avis, Messieurs, dans le rejet de cette polypharmacie qui
nous inonde encore, de cette polypharmacie qui ferait croire à une incertitude de
notre part sur l'action des médicaments et qui autorise, par suite, l'apparition de
ces remèdes de hasard, sans cesse renaissants comme les têtes de l'hydre de la
fable.

Vous savez combien les progrès de l'hygiène ont contribué à diminuer ou à
simplifier certains groupes de maladies. L'hygiène réduit chaque jour le nombre
des syphilitiques et des scrofuleux. Défrichant les terrains incultes, comblant les
marais, elle assainit la terre et par elle l'atmosphère, et c'est ainsi qu'elle
prévient ou atténue les fièvres intermittentes. Les progrès, dont l'hygiène est
encore susceptible, permettent d'espérer qu'elle saura réduire, dans de plus grandes
proportions, les causes morbifiques qui entourent l'homme de toutes parts. L'ave-

nir est donc dans l'extension de l'Hygiène thérapeutique et dans la simplification de la Matière médicale. Mais ne nous faisons pas trop d'illusion cependant sur ce point, car, quoi que puissent réaliser les grandes ressources que l'hygiène met à la disposition du médecin, la part qui doit rester à la pharmacologie reste bien vaste encore. Seulement, au lieu de ces pharmacopées indigestes où le nombre des médicaments inscrits effraie celui qui débute dans la carrière, on arrivera à un code étendu, mais mieux conçu, de substances qui auront reçu la sanction de l'expérimentation clinique, de celles sur quelques-unes desquelles je vais appeler dans un instant votre attention. Au lieu de ces remèdes, dont le hasard seul a souvent servi d'introduction, ( ce qui ne serait pas toujours une circonstance aggravante) mais dont quelques faits passagers à peine étayent la valeur, il restera ceux, dont l'efficacité s'est maintenue à travers les siècles, et ceux encore que les progrès incessants des sciences accessoires permettront de découvrir et qui resteront dans la Pharmacologie, quand la clinique aura démontré leur importance. Sur ce terrain fécond, les officiers de santé de la marine, qui ont déjà révélé la puissance d'un grand nombre de médicaments : bittéra, caïlcédra, hydrocotile asiatica, etc., peuvent recueillir encore de fertiles moissons, dans leurs lointaines et incessantes pérégrinations sur tous les points du globe, et accomplir ainsi leur mission de science et de dévouement.

Mais il ne suffit pas, Messieurs, d'intervenir, pour combattre les maux de nos semblables, avec des moyens actifs, souvent puissants, quelquefois héroïques. Il faut encore que le médecin, celui du moins qui, digne de ce nom, s'efforce d'élever sa noble profession à la hauteur d'un sacerdoce, arrive en présence du malade, armé de cette qualité sans laquelle son intervention est et demeure impuissante, avec la foi médicale.

Vous savez tout ce qu'à pu faire la foi dans un autre ordre d'idées. Croyez que sur le terrain exclusif qui nous appartient, elle peut tourner au plus grand soulagement de l'humanité souffrante. Je sais qu'il est dans les allures de certaines médiocrités de ne pas croire en médecine. Cette façon d'agir est commode, car ne point croire c'est ne pas étudier, nier d'avance c'est se faire une conscience commode en présence d'un insuccès. Je n'hésite pas à le dire : le scepticisme pour le médecin c'est l'immoralité ; croire que son intervention sera nulle, c'est faire de cette intervention une abominable comédie, que l'on ne saurait trop flétrir, et bien plus condamnable que les jongleries du charlatan, qui exploite sur nos places publiques l'ignorante crédulité des masses.

Sans la foi, le médecin peut encore appliquer avec opportunité des médicaments qui seront indiqués, mais il ne trouvera pas en lui-même ces paroles consolantes et persuasives, cette puissante action morale, qui faisant descendre la confiance dans l'âme de son malade, favorise si énergiquement les effets des substances médicamenteuses.

Ne vous laissez donc point capter, vous qui débutez dans la carrière, MM. les Elèves, par quelques exemples de grands sceptiques que l'excentricité de leurs idées et de leur pratique, plus que leur mérite réel, ont fait remarquer en médecine. Croyez que les noms célèbres que je vous rappelais tantôt, que les Sydenham, les Stoll, les Zimmerman, les Torti, etc., ont eu la foi dans leur art et que c'est cette même foi, appuyée sur une observation inimitable, qui en a fait les maîtres les plus autorisés pour leurs contemporains et les générations qui les ont suivis.

« L'Exercice de la médecine, comme le disait dans le premier discours d'ouverture de son enseignement clinique, le Directeur de cette école, M. Marcellin Duval, est un véritable sacerdoce ; et pour être un bon médecin, il faut être un vrai croyant. »

D'ailleurs, cette foi, Messieurs, je ne prétends pas vous dire de la posséder aveuglément, sans discussion préalable, sans qu'elle vous soit inspirée par votre raison même. Je crois au contraire que vous devez la puiser dans les résultats pratiques, que donne chaque jour dans vos mains l'emploi rationnel et opportun des médicaments.

L'histoire détaillée que nous ferons de chacun d'eux, en prouvant, je l'espère, la puissance du plus grand nombre, en démontrant l'utilité de tous, affermira votre foi dans l'efficacité des agents de la Matière médicale, si elle chancelait jamais. D'ailleurs pour la raviver, dès aujourd'hui même, jetons un rapide coup d'œil sur leurs principaux groupes.

Voyez les perturbations puissantes que vous produisez, tous les jours, avec les Vomitifs et les Purgatifs. Ils atteignent directement la cause morbifique et tout cesse après leur emploi ; ou bien ils effacent des complications, qui s'opposaient à l'action d'autres médicaments indiqués en même temps qu'eux. D'autres fois, se dépouillant de leur rôle d'agents dynamiques, mais n'en rendant pas moins alors les services les plus importants, ils agissent d'une manière toute mécanique et expulsent des corps étrangers, que la chirurgie n'aurait atteints qu'au prix des plus graves dangers. La Toxicologie, avant de songer à l'anditote, ne manque jamais d'utiliser leur action pour expulser le poison, alors qu'il en est temps encore, et cette action suffit seule dans ces cas pour conjurer tout danger.

Dans la classe des vomitifs, vous trouvez encore, comme du reste dans celle des purgatifs, des substances qui remplissent des indications spéciales. Tel est, par exemple, l'Ipeca, si souvent utile dans la dysenterie, l'un des moyens de réaction les mieux établis dans le choléra, l'une des armes les plus efficaces que l'un des plus grands praticiens de l'époque, M. Trousseau, ait pu trouver contre quelques-unes des expressions morbides de l'État puerpéral.

Ai-je besoin de rappeler les avantages que donne à chaque instant, dans la pratique, l'administration des Antispasmodiques? Tantôt ils atteignent l'élément nerveux dans son essentialité, tantôt ils le frappent dans son état symptomatique. Et quelle variété de manifestations morbides n'atteignez-vous pas avec eux. Ici, c'est la valeriane, si utile contre les expressions convulsives de certaines névroses et de l'hystérie en particulier ; là c'est l'asa-fœtida si puissant contre sa forme vaporeuse ; ailleurs c'est le musc qui efface les complications si graves, que produit l'élément nerveux, s'ajoutant au cortège symptomatique déjà si redoutable de certaines phlegmasies et des grandes pyrexies. C'est à son tour l'Éther, cet agent multiple et familier de la médication antispasmodique, qui seul ou associé, rend des services de chaque instant ; ce sont, enfin, les autres anesthésiques et le chloroforme en particulier, qui ne suppriment pas seulement la douleur pendant les opérations chirurgicales, bienfait qui figure avec honneur parmi les plus grandes découvertes modernes, mais qui remplissent depuis quelques années une foule d'indications que leur demande la thérapeutique médicale.

Quel que soit le groupe de médications sur lequel nous fixions nos regards, on découvre des préparations tout aussi précieuses, et dans une séance de généralités comme celle-ci, où je crains d'abuser de votre temps, c'est le choix qui m'embarasse, dans mon désir de ne pas être trop long. Prenons cependant encore quelques exemples.

Voyez cette jeune fille, luttant péniblement et sans succès contre les orages de cette vie nouvelle de la puberté, qui s'éveille en elle. Elle est essoufflée, sans appétit, d'une pâleur mortelle, incapable de faire le moindre mouvement ; ce n'est plus du sang, cette chair coulante, comme l'appelait Bordeu, que son cœur répand dans les organes ; c'est une sorte d'eau à peine colorée et ne charriant plus que quelques-uns des principes qui, chez une autre, portent la vie dans toute l'économie. Le système nerveux a perdu par suite, chez cette jeune fille, son modérateur *(sanguis moderator nervorum)* et au cortège de symptômes, que je viens de tracer, s'ajoutent les névropathies qui en sont la conséquence. Eh bien ! il semble, tout d'abord, que l'art soit impuissant et que toute tentative sera inutile en pareil cas. Erreur pourtant... Vous soumettez votre malade à un traitement par les préparations ferrugineuses, et, au bout d'un certain temps, elle reprend la vigueur de son âge. Le fer n'a-t-il pas produit ici une véritable résurrection ?

Et cette autre préparation de ce métal, son perchlorure, ne prouve-t-il pas cliniquement notre puissance. La chirurgie l'utilise comme l'un de ses bons hémostatiques ; la médecine en obtient des effets remarquables dans une des maladies les plus malignes, le purpura, et elle modifie par son application locale les plaques diphthériques, de façon à les disposer à une expulsion plus facile, en même temps que peut s'arrêter la sécrétion vicieuse des membranes sur lesquelles ces plaques se produisent.

Ai-je besoin de rappeler les mille et une indications que vous remplissez, avec le Mercure et ses combinaisons infinies. C'est par lui que vous avez fait de la syphilis une affection comparativement bénigne, tant il atteint facilement ses manifestations premières. Il vous donne des purgatifs d'une sûreté remarquable, des altérants d'une portée immense, des modificateurs locaux d'une action qui faillit rarement.

A côté du mercure, se placent l'Iode et l'Iodure de potassium, ce dernier d'une efficacité si généralement certaine contre les accidents tertiaires de la vérole. Quel autre que lui fera disparaître ces exostoses et ces hyperostoses, indices de l'infection la plus profonde, et devant lesquelles il semblait que le Thérapeutique fût désarmée? C'est avec l'Iode encore que vous attaquez, avec une audace que le succès seul pouvait justifier, les épanchements de la plèvre, du péritoine, du péricarde lui – même, après avoir supprimé successivement ceux des autres séreuses.

Oublierai-je l'huile de foie de morue, qui est l'un des agents curatifs les mieux autorisés des affections tuberculeuses, et comme tendent à l'établir des expériences nombreuses, le moyen préventif le plus assuré contre leur manifestation première?

Dans certains cas, et plus spécialement dans les accidents secondaires du mal napolitain, le mercure et l'Iode forment des combinaisons précieuses qui les éteignent souvent.

L'Iodure de potassium vous fait-il défaut dans les accidents tertiaires, dont je parlais tantôt, la Matière médicale ne vous laisse pas sans ressources : elle vous donne l'Or et ses chlorures pour les combattre.

Que ne fait-on pas chaque jour encore au moyen des Antimoniaux, donnés selon les préceptes de l'Ecole Italienne. En les employant, vous jugulez aussi facilement les pneumonies franches, que vous le faisiez naguère avec les saignées coup sur coup, avec cette différence que par eux votre malade entrera rapidement en convalescence, tandis que les émissions sanguines exagérées l'auront rendu anémique : nouvelle maladie plus grave que la première, car il faut tout le tact exquis des indications, toute l'habileté pratique de l'illustre professeur Bouillaud, pour savoir manier, avec opportunité et succès, la méthode à laquelle j'oppose celle par les préparations d'Antimoine.

Vous êtes appelés auprès d'une personne, qui accuse subitement des symptômes graves du côté de l'un des appareils les plus indispensables à la vie, et bientôt cet orage cesse. Vous prescrivez immédiatement une forte dose de sulfate de quinine et ces phénomènes disparaissent, ou s'ils reviennent le lendemain ils présentent moins de gravité. Un médecin, moins attentif, n'a pas compris qu'il s'agissait ici d'un accès pernicieux, il s'est borné à faire la médecine des symptômes, et 24 heures après les mêmes accidents se produisent et amènent la mort. Sans le sulfate de quinine, malgré la précision du diagnostic, vous auriez subi le même échec dans le premier cas. Il nous faudrait toute une séance, Messieurs, pour énumérer les indications multiples que remplit ce sel précieux.

Et quelle puissance de longue portée n'a pas l'écorce, d'où vous extrayez la quinine. Il faut avoir pratiqué dans les pays marécageux, sous le règne des constitutions asthéniques que vous rencontrerez sous certaines latitudes et dans diverses stations navales, dans nos pays il faut exercer dans des milieux comme ceux, dont le bagne peut être pris pour type, pour comprendre que les préparations à base de quinquina sont d'héroïques médicaments, et je ne dis rien des ressources qu'emprunte à cette écorce la chirurgie elle-même.

Depuis que la Chimie a permis d'isoler les principes des plantes actives, la Thérapeutique a attaqué avec plus d'assurance un grand nombre de maladies. Quels bienfaits ne doit-elle pas chaque jour à l'emploi des alcaloïdes végétaux, que la pharmacie lui dose d'une manière mathématique, sous une forme à la fois commode et facile à ingérer, ce qui permet de réaliser en médecine le précepte chirurgical de Celse : *tutò, citò et jucundè.*

Parlerai-je, Messieurs, de la morphine, de la codéine et de leurs sels, de l'opium qui vous les donne ? Il faudrait parcourir tout le cadre nosologique, pour faire seulement une simple énumération de leurs heureuses applications en thérapeutique. Je vous rappellerai, pour comprendre leur puissance, que l'un des médecins les plus distingués de l'Allemagne, Hufeland, a écrit que sans l'opium, la médecine eut été impraticable pour lui, et ce grand praticien, vous le savez, faisait de ce médicament l'une des trois branches de cette sorte de trinité médicamenteuse qu'il complétait par les vomitifs et la saignée. C'est de l'opium que Wedel a dit *anchora sacra vitæ circumspectè agentibus est opium;* il est vrai qu'il a ajouté *cymba charontis in manu imperiti,* mais il en est ainsi de tous les moyens puissants, ce qui prouve qu'un médecin seul a autorité pour traiter des malades.

Je ne fais que rappeler l'énergie de la Jusquiame et du Stramoine, celle de la Belladone et de son alcaloïde, contre le groupe malheureusement si varié des affections nerveuses. Et voyez si à un moment donné, vous n'avez pas dans vos mains des moyens puissants d'action en thérapeutique. Avec cette même belladone, le chirurgien dilate aussi largement qu'il le veut la pupille d'un malade, et il peut alors atteindre plus sûrement, avec ses instruments, les parties profondes de l'œil ; avec le sulfate d'atropine, il obtient instantanément ce résultat.

La chirurgie utilise encore les préparations belladonées, pour produire le relâchement de la plupart des sphincters.

Je le répète, Messieurs, c'est le choix qui m'embarrasse, dans l'énumération des armes, que nous fournit la Matière médicale. Quels effets ne produisez-vous pas encore avec le Colchique, sa vératrine, et l'Aconit, dans le rhumatisme et la goutte; avec l'Ergotine de Bonjean, qui, à peine extraite, donne déjà les plus remarquables résultats, dans les hémorrhagies internes, et plus particulièrement dans celles de l'utérus.

Je vous ai déjà parlé du Bicarbonate de soude. Je ne fais qu'indiquer l'Azotate potassique, souvent utile contre les affections rhumathoïdes. Je vous mentionne encore le Chlorate de potasse, qui d'abord timidement essayé, dans la salivation mercurielle et les inflammations superficielles de la bouche, est devenu aujourd'hui l'un des modificateurs que nous possédions contre la diphthérie.

Quels résultats n'obtenons–nous pas de l'Hydrothérapie, non pas telle qu'elle est sortie des mains de Priestnitz, mais telle que l'a faite la médecine traditionnelle. J'espère vous prouver, dans les trois séances que nous lui consacrerons pendant ce semestre, qu'elle est l'une des meilleures armes à notre disposition, dans les cas que nous préciserons, et qu'elle peut être, selon les procédés et les indications, antiphlogistique, sédative, tonique, résolutive, perturbatrice.

Et les Eaux minérales, pouvons–nous les oublier dans ce court exposé ? Il fut une époque, et nous en sortons à peine, où on voulait leur dénier une action thérapeutique quelconque : il était de mode que les Eaux sont insignifiantes par elles-mêmes et que toute l'efficacité, résultant de leur usage, devait revenir au voyage, au climat, aux influences morales nouvelles, etc., et autres banalités de ce genre. Envoyez un calculeux, un phthisique, boire tout simplement de l'eau claire, sous un autre ciel que celui où il a vécu jusqu'alors, et vous verrez s'il ne vous revient pas plus souffrant que jamais par le fait même du voyage. Je ne nie pas absolument l'action secondaire de cette dernière influence, mais je place au-dessus d'elle la composition chimique de l'eau minérale, m'appuyant sur ce que donne au lit du malade la même eau préparée artificiellement ou bue loin de la source. Je n'accorde que ceci : que l'effet thérapeutique définitif de nos Thermes est la résultante de l'action combinée de leur composition chimique, de leur température, de leur emploi soutenu, et aussi du climat nouveau, du voyage, des perturbations physiques et morales qui en dépendent, etc.

Quoi qu'il en soit, on ne peut nier les effets favorables qu'ils produisent, dans les maladies, et c'est alors surtout que les autres agents de la thérapeutique ont échoué, qu'éclate leur puissance. Voyez tout ce que vous obtenez des Eaux sulfureuses, dans les bronchites chroniques, les dermatoses invétérées, les affections rhumatismales anciennes. Et croyez que sans nos bienfaisantes naïades d'Amélie–les–Bains, de Baréges, de Cauterets, de Bonnes, de Guagno etc, plusieurs de nos héros de Crimée n'auraient pu se retrouver, quatre ans plus tard, sur les champs de bataille d'Italie, tout prêts à honorer une fois encore le drapeau de la France, après la complète cicatrisation de leurs glorieuses blessures.

Les Eaux sulfureuses me rappellent le soufre, si utile dans les affections psoriques et que je ne dois pas oublier de vous citer.

Et les Eaux salines, les Eaux gazeuses, les Eaux alcalines, les Eaux bromûrées, iodurées, ferrugineuses, etc., à quelle variété infinie d'états morbides rebelles ne rémédient-elles pas ? Voyez de plus combien vous variez, avec elles, vos moyens d'indications à remplir. Un malade est atteint de gravelle rouge ou urique : vous avez à votre disposition les sources de Vichy. Un autre est atteint de gravelle aussi, mais l'analyse vous démontre que c'est la variété dite blanche ou phosphatique : donner alors une eau fortement alcaline, serait commettre un contre-sens, quoique la pratique ait prouvé à M. le professeur Tousseau que les Eaux de Vichy agissent encore favorablement, dans ce cas, par la grande quantité de liquide introduit dans l'économie, et qui favorise le départ des dépôts se produisant dans la vessie. Mais la gravelle phosphatique ne dépendant pas d'un état diathésique, comme la gravelle rouge, étant au contraire l'expression d'une lésion toute locale, vous parvenez à la faire disparaître plus aisément, en employant des Eaux d'une faible alcalinité et légèrement ferrugineuses, celles de Contrexéville en particulier, qu'une grande autorité médicale, M. Rayer, recommande chaque jour.

Je ne vous ai rien dit de l'Arsenic, Messieurs, parce qu'il m'est impossible de vous indiquer aujourd'hui toutes les ressources dont nous disposons. Mais je tiens à vous signaler, à propos de quelques-uns des Thermes dont je vous parle à l'instant, que la présence de ce corps, dans un certain nombre d'entre eux, leur prête une nouvelle activité thérapeutique ; car il serait impossible qu'une substance si puissante, démontrée par de récentes analyses dans les sources de Vichy, de Plombières, de Bussang, des Bains-Maudits de l'Algérie, ne concourut pas, avec les autres principes minéralisateurs qu'elles contiennent, aux bienfaits de leur emploi.

Et comme si la nature ne vous avait point assez donné pour remédier à nos souffrances, elle a permis encore au médecin d'utiliser l'Electricité comme moyen thérapeutique.

L'électricité, vous le savez Messieurs, se produit partout, ses sources sont aussi abondantes que celles de la chaleur, et elle constitue l'une des manifestations les plus générales des grandes lois qui régissent le Monde.

L'étendue et l'Universalité des phénomènes électriques reconnues, on en a démontré l'unité ou l'identité. La variété infinie de ses effets avait conduit à admettre, dans leur production, des causes différentes, et on prenait ainsi, pour des principes distincts, des phénomènes dus à une simple question de quantité ou de circonstances.

L'appareil d'induction de M. Rumkorff, appelé bobine, dans lequel on obtient des courants électriques, jouissant d'une tension aussi énergique que celle de l'électricité des machines anciennes ; la construction des piles, dites sèches, qui donnent une électricité tout-à-fait statique ; les expériences de M. Colladon, qui ont prouvé qu'il est possible de produire un courant sensible, en soutirant avec une pointe l'électricité statique accumulée sur un conducteur isolé ; celles instituées en sens inverse par Faraday, qui a pu charger d'électricité statique, au moyen du courant d'une pile, des conducteurs isolés aussi, etc. etc., tous ces faits ont démontré l'identité des phénomènes dits statiques et dynamiques.

Les perfectionnements dans les instruments destinés à fournir de l'électricité ont suivi ces progrès. M. Doat d'Alby a construit un pile à l'iodure de potassium ; MM. Fonvielle et Grenet ont modifié la disposition de la pile au Bichromate de potasse, et sont parvenus à entretenir, d'une manière très-ingénieuse, la régularité du courant électrique, en provoquant un passage rapide de l'air au milieu du liquide excitateur. MM. Duchenne (de Boulogne), Bunsen, Poggendorf, Grove, Daniell, Breguet, Gaiffe, Legendre et Morin, Salleron, les frères Breton etc., ont créé ou modifié des appareils, pour produire le fluide électrique et le faire tourner au profit des progrès de l'industrie, des sciences et des arts.

Il suffit de rappeler le télégraphe électrique ; le tissage électrique des étoffes par le procédé Bonelli, qui a détrôné l'invention déjà si admirable de Jacquart ; la Galvanoplastie, etc.

La Thérapeutique n'en a pas moins bénéficié de son côté. Par ses procédés d'électrisation localisée, qui permettent de porter le fluide électrique dans les organes les plus profonds, sans intéresser les parties qu'il traverse et auxquelles il n'est pas destiné, ou de le concentrer à la surface ou dans l'épaisseur de la peau, etc. M. Duchenne (de Boulogne) a imprimé les plus grands progrès à la Physiologie, à la Pathologie et à la Thérapeutique.

En Thérapeutique, et je ne dois m'occuper que d'elle, avec ses appareils voltafaradiques et magnéto-électriques, il nous permet ainsi de soulager, chaque jour, et même de guérir, dans les cas si variés de paralysies, dans l'atrophie musculaire graisseuse progressive, dans la paralysie atrophique graisseuse de l'enfance, dans les contractions chroniques des muscles, dans les cas de douleurs rhumatismales, vainement combattues par les moyens ordinaires, dans l'hyperesthésie et l'anesthésie cutanées, dans la sciatique, dans quelques névroses.

Avec la pile de Volta, on a pu introduire des médicaments dans l'économie et en extraire d'autres. C'est ainsi, qu'à la Havane, MM. Vergnès et Poey ont extrait les métaux introduits soit comme remèdes (le mercure), soit par absorption dans l'exercice de certains arts et métiers.

La Chirurgie a utilisé l'action coagulante du Galvanisme dans les Anévrysmes, son action calorifique pour détruire des tumeurs , guérir des fistules, des rétrecissements de l'urètre, et M. Middeldorpf de Breslaw a substitué au cautère actuel et même à l'instrument tranchant des fils de platine rougis à blanc, au moyen de la pile, et qui peuvent être portés jusque dans la profondeur des cavités et de certains organes.

L'électricité est devenue un agent résolutif dans les mains de M. Boilu, qui a fait disparaitre par la faradisation cutanée des engorgements ganglionnaires rebelles, dans celles de M. Jobert de Lamballe, qui l'a utilisée avec succès dans le goître.

Les anglais, et parmi eux M. Radfort, ont proposé l'Electricité en Obstétrique dans les cas de travail prolongé par inertie, d'hémorragies avant, pendant et après l'accouchement, dans l'avortement provoqué. M. Blot l'a conseillée pour combattre l'asphyxie des nouveau–nés. M. Aubert de Mâcon a pu, par elle, rappeler la sécrétion lactée, etc. etc.

En résumé, les applications thérapeutiques de l'Électricité se multiplient chaque jour, et le plus grand avenir est réservé en médecine à ce merveilleux agent.


Vous le voyez donc, Messieurs, la Matière médicale est pour nous *l'alma parens* du poète. La nature est pénétrée de ses agents : ses trois règnes, que les progrès de la Chimie tendent à résumer en un seul sous le rapport de ses déductions spéciales, nous fournissent des médicaments de toute part.

Sans parler de l'iode, de l'acide azotique de l'air, l'Ozone, auquel on a voulu, dans ces derniers temps, faire jouer le principal rôle dans le développement des épidémies, semble devenir un moyen auxiliaire de l'administration de certaines préparations, s'élevant ainsi de la condition d'agent morbifique au rôle de médicament.

Le bassin des mers nous donne de l'iode, du brôme, des sels de soude, de magnésie, etc., etc.

Plusieurs des couches de l'écorce du globe nous fournissent des corps qui, par eux-mêmes ou leurs combinaisons, deviennent des remèdes précieux.

Il est peu de plantes, même les plus vulgaires , qui ne rendent quelques services à l'homme souffrant.

Enfin, les animaux, par leurs produits divers, (musc, castoreum, pepsine etc.,) se rendent utiles en thérapeutique.

N'avais–je pas raison de vous dire que la foi, sans laquelle il n'est pas de bonne médecine possible, vous serait inspirée par l'énumération des principales ressources que la nature, secondée par la science, nous fournit en abondance : *natura alma parens.*

J'ai achevé, Messieurs, ce que je voulais vous dire sur la Matière médicale. Prêtez-moi, quelques instants encore, votre bienveillante attention.

Je ne suis point chargé seulement de l'étude de cette science: les règlements, qui régissent nos institutions, ont attaché au médecin professeur des écoles de médecine navale le cours de Zoologie. Je dirai donc à MM. les Elèves que pendant chaque semestre, je consacrerai quelques leçons à l'exposition des principes généraux de cette science, et que je leur développerai plus spécialement les questions posées dans le 2me examen, pour le grade de chirurgien de 3me classe. Cette année, nous aurons peu de temps à consacrer à ces études, mais nous les aborderons ensemble cependant. Il est dans mes intentions d'être aussi utile, que je le pourrai, à nos jeunes et à nos futurs collègues, et de faire tous mes efforts pour suivre de près, si je ne puis les égaler, les honorables professeurs qui m'ont précédé dans cette chaire.

Mais dans l'étude de toute science, comme dans l'exercice de toute profession, il faut une méthode, nous avons besoin d'un guide. Je crois donc de mon devoir, Messieurs, de vous rappeler, sous ce double point de vue, quelques-unes des paroles adressées par notre digne directeur, M. Marcellin Duval, dans la séance solennelle d'ouverture de l'année scolaire, le 21 décembre dernier, aux chirurgiens qui débutent dans notre carrière et aux élèves qui aspirent à y entrer.

Après avoir tracé la marche à suivre dans l'étude des sciences médico-chirurgicales, et signalé les faits récemment acquis à la pratique, ainsi que les découvertes modernes les plus importantes; après avoir énergiquement repoussé, au nom de l'anatomiste et du chirurgien, l'accusation de matérialisme trop souvent reproduite à leur égard, M. Marcellin Duval s'est exprimé en ces termes :

*Profitez des observations des autres et observez beaucoup par vous-mêmes ; car il faut posséder des notions personnelles, pour comprendre et utiliser les connaissances que les autres ont acquises.*

*Exercez ensuite une réaction intellectuelle sur l'ensemble de vos observations, afin de les coordonner, d'en tirer des conséquences pratiques et d'arriver à construire un édifice.*

*Sans tailleurs de marbre, Saint-Pierre de Rome ne serait pas édifié ; mais je m'indigne, dit M. Trousseau, de voir un tailleur de marbre se croire presque un Michel-Ange.*

*Ne niez jamais le progrès pour vous dispenser de prendre la peine de le suivre.*

3

*Le progrès est indéfini ; il nous précède, il nous entraine à sa suite, en criant sans cesse :*

*Marche, marche toujours !*

*Devant appartenir à un corps. qui a su conquérir la considération par son instruction et son dévouement, distinguez-vous par la courtoisie et l'affabilité qui sont inséparables du vrai mérite. Rappelez-vous que le mérite, si éclatant qu'il soit, est toujours terni par l'orgueil; et, s'il était besoin de ramener vos sentiments à la modestie, dites-vous souvent : ce que je sais n'est rien auprès de ce que j'ignore.*

*Gardez-vous bien d'employer un langage sévère à l'égard des malades. La philanthropie est pour vous une vertu obligatoire;et vous devez, à double titre, compâtir aux maux de vos semblables comme homme et comme médecin.*

*Dans ces nobles luttes avec vos condisciples, avec vos collègues, dans ces concours qui constituent la base de nos institutions et de notre avancement, rappelez-vous que vous avez pour compétiteurs, des rivaux et non des ennemis. C'est ici qu'il faut les combattre, publiquement, loyalement, en face de vos juges et au grand jour.*

*Enfin, n'oubliez jamais vos professeurs et vos maîtres. Vous devez leur rendre en respect, en reconnaissance, tout ce qu'ils vous donnent en paternelle sollicitude et en instruction. Vous leur prouverez que vous associez toujours la mémoire du cœur à la religion du souvenir.*

Après ce langage élevé, qui certainement vibre encore dans nos cœurs, langage qui est une sorte de code de nos devoirs moraux, scientifiques, professionnels, et dont je n'oublierai jamais moi-même les nobles préceptes, il serait difficile de trouver place pour un conseil encore.

Mais je suis le dernier venu dans le professorat, et celui par conséquent qui se rapproche le plus de vous. A ce titre, il me semble pouvoir rappeler aussi, avec un certain à propos, les paroles par lesquelles M. le professeur Malgaigne terminait, en 1855, son discours de rentrée de la Faculté de Paris. Après avoir exprimé au jury de concours de l'Ecole de médecine navale de Toulon toute ma gratitude pour l'honneur qu'il m'a fait de m'accorder ses suffrages, et de me recevoir dans ses rangs, ce qui me vaut la douce satisfaction de m'adresser de cette chaire à mes collègues d'hier et mes amis encore d'aujourd'hui et de toujours, je l'espère, je dirai, en terminant, à nos jeunes collègues et aux élèves :

*Le poète latin a peint dans une vivante image les générations qui se succèdent, et semblables à des coureurs dans l'arène passant de main en main le flambeau de la vie.*

*Nous aussi, amants de la science, nous avons quelque ressemblance avec ces coureurs. Les générations passées nous ont tendu son flambeau sacré, que nous devons transmettre aux générations nouvelles ; heureux ceux qui ont pu le faire briller d'une plus vive lumière et dans cette course indéfinie le porter plus en avant! A vous maintenant de le porter plus en avant encore, et dans cette lutte généreuse, la seule où il soit beau et désirable pour nous d'être vaincus, puissiez-vous, comme jadis les enfants de Sparte, faire serment à vos maîtres que vous les dépasserez un jour!*

www.ingramcontent.com/pod-product-compliance
Lightning Source LLC
Chambersburg PA
CBHW060503210326
41520CB00015B/4080